Maroua Garma
Sameh Sioud
Habib Hamdi

Diagnóstico e tratamento do líquen plano oral

Maroua Garma
Sameh Sioud
Habib Hamdi

Diagnóstico e tratamento do líquen plano oral

ScienciaScripts

Cover image: www.ingimage.com

This book is a translation from the original published under ISBN 978-613-8-42573-1.

Publisher:
Sciencia Scripts
is a trademark of
Dodo Books Indian Ocean Ltd. and OmniScriptum S.R.L publishing group

120 High Road, East Finchley, London, N2 9ED, United Kingdom
Str. Armeneasca 28/1, office 1, Chisinau MD-2012, Republic of Moldova, Europe
Printed at: see last page
ISBN: 978-620-8-25982-2

ÍNDICE

INTRODUÇÃO.. 2

1.OBSERVAÇÃO CLÍNICA Nº. 1.. 3

2.OBSERVAÇÃO CLÍNICA N.º. 2.. 8

DISCUSSÃO...11

CONCLUSÃO...44

REFERÊNCIAS 45

INTRODUÇÃO

O líquen plano é uma dermatose mucocutânea inflamatória crónica benigna que afecta a pele, os anexos cutâneos e as membranas mucosas, incluindo a mucosa oral, isoladamente ou em associação com lesões das restantes membranas mucosas. O líquen plano oral afecta geralmente pessoas de meia-idade, com uma predileção pelas mulheres. Esta doença caracteriza-se por uma sucessão de fases em que as lesões são frequentemente simétricas e se desenvolvem em surtos. Foram descritas várias formas clínicas patognomónicas de líquen plano oral em diferentes regiões da mucosa oral. Embora para alguns autores o diagnóstico clínico seja óbvio, a confirmação requer uma combinação de caraterísticas clínicas e histológicas. O tratamento desta dermatose tende a ser sintomático, com o objetivo de estabilizar as lesões num estado quiescente, tendo sido descritas várias terapêuticas para este fim. Apesar da natureza benigna da doença, a transformação maligna também tem sido descrita, exigindo uma monitorização contínua. O objetivo deste livro é rever as caraterísticas clínicas e histológicas do líquen plano oral e detalhar a abordagem diagnóstica e terapêutica, ilustrando estes dados da literatura com duas observações clínicas.

1. OBSERVAÇÃO CLÍNICA N.º. 1

Uma doente hipertensa de 78 anos, em tratamento, foi consultada devido a lesões incómodas no lábio inferior e no interior das bochechas. Ao exame clínico exobucal, os lábios apresentavam uma coloração não homogénea, com bolhas, erosões, crostas e estrias esbranquiçadas em alguns locais **(Figura 1).**
Ao exame endobucal, observámos :

- Má higiene oral **(Figura 2).**

- Dentes residuais cariados e dilapidados **(Figura 2).**

- Recessão gengival generalizada **(Figura 2)**

- A presença de manchas e bolhas erosivas no interior do lábio inferior e das bochechas **(Figura 3).**

- Estrias esbranquiçadas no lábio inferior, com uma rede esbranquiçada associada a manchas erosivas no interior das bochechas **(Figura 4).**

Estas lesões eram bilaterais e simétricas.

O exame radiológico com radiografia panorâmica mostrou lise óssea horizontal generalizada **(Figura 5).**

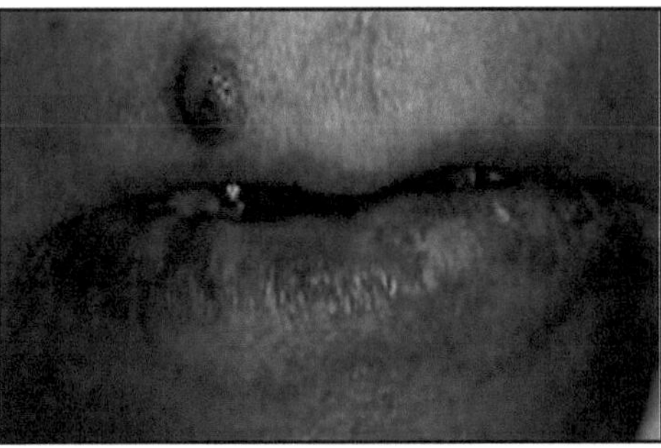

Figura 1: Presença de erosões, bolhas, crostas e estrias esbranquiçadas no lábio inferior

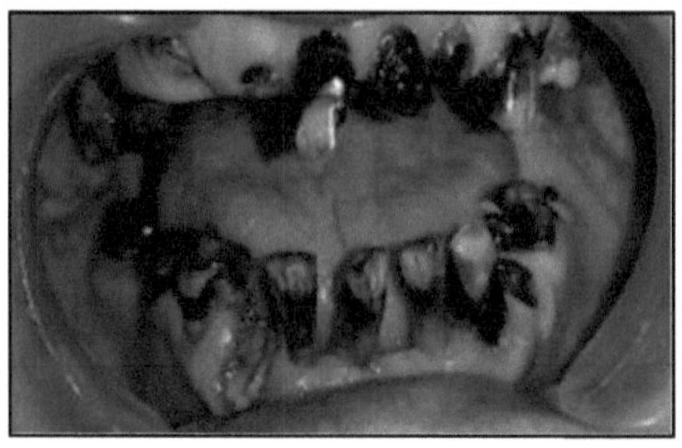

Figura 2: Recessão gengival generalizada com dentes cariados e dilapidados.

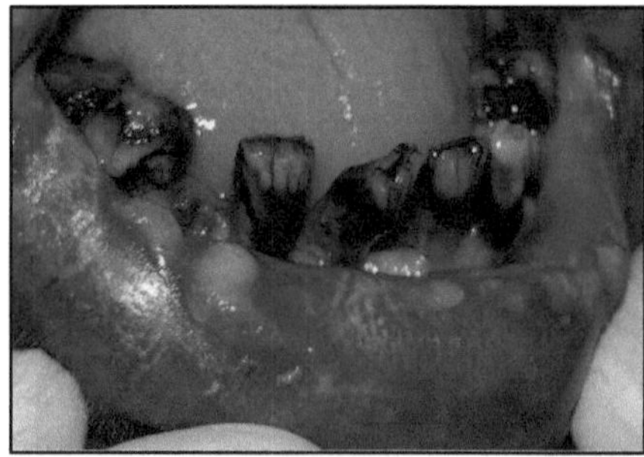

Figura 3: Erosões, bolhas, crostas e estrias esbranquiçadas no interior do lábio inferior.

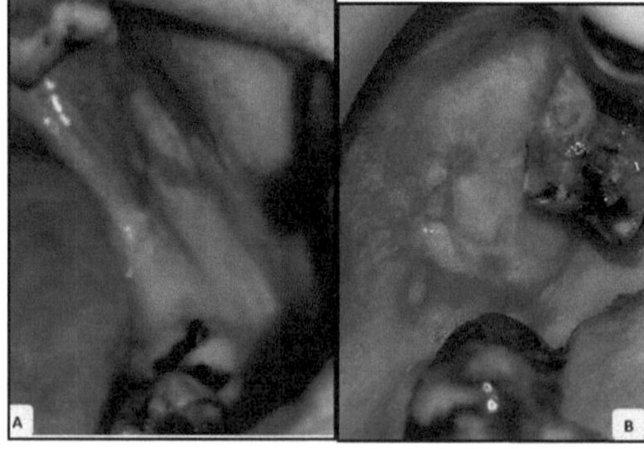

Figura 4: A-B: Bolhas associadas a manchas erosivas com um aspeto de rede esbranquiçada no interior das bochechas.

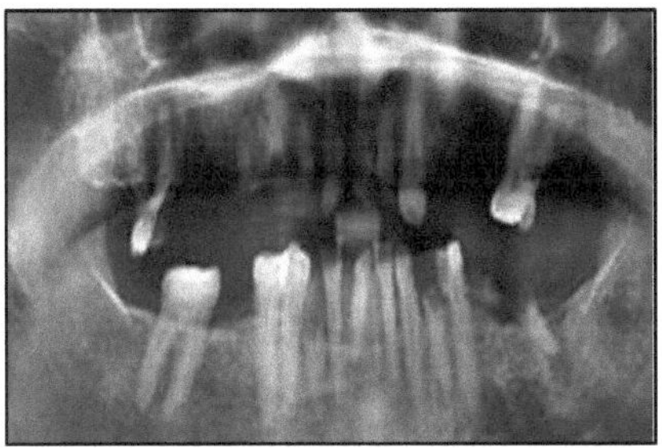

Figura 5: Radiografia panorâmica mostrando lise óssea horizontal generalizada.

O diagnóstico de líquen plano oral bullo-erosivo foi bem suspeitado dada a presença de sinais clínicos caraterísticos:

Presença de lesões bilaterais e simétricas;

Aspeto patognomónico da rede esbranquiçada;

Presença de erosões e bolhas em associação com esta rede esbranquiçada;

Mas a confirmação do diagnóstico exigia a combinação de critérios histológicos, e a presença de bolhas significava que qualquer outra doença bolhosa tinha de ser excluída. Consequentemente, foi realizado um exame histológico e uma imunofluorescência direta (IFD). (**Figura 6).**

A IFD foi negativa e o exame patológico confirmou o diagnóstico. suspeita.

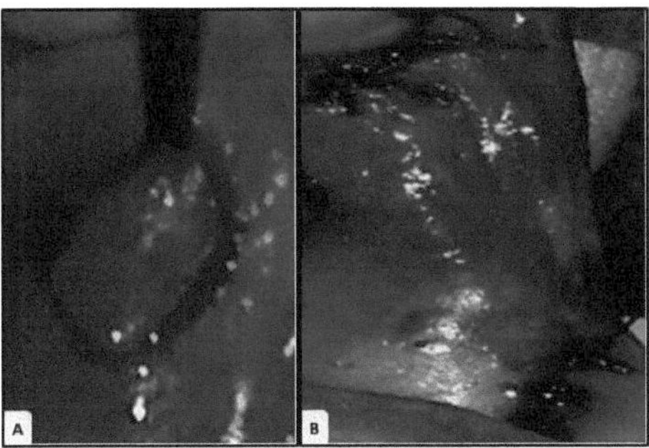

Figura 6: A-B: Biopsia para exame histológico e imunofluorescência direta.

A decisão terapêutica foi a de restaurar a cavidade oral: extração de todos os dentes residuais e encaminhamento para reabilitação protética, prescrição de Solupred ® (20 mg) como colutório à razão de 2 Cp*3/dia e dermocorticóide: Dermocort ® para ser aplicado nos lábios três vezes ao dia. Foram pedidas análises biológicas: glicémia em jejum, serologia da hepatite C e estudo da tiroide (TSH, T3, T4). Nas várias sessões de seguimento, a evolução foi favorável com remissão das erosões, mantendo-se o aparecimento da rede esbranquiçada quiescente. O doente encontrava-se assintomático e em reabilitação protésica. A dose de tratamento foi reduzida à medida que o doente foi evoluindo. **(Figura 7,8,9).**

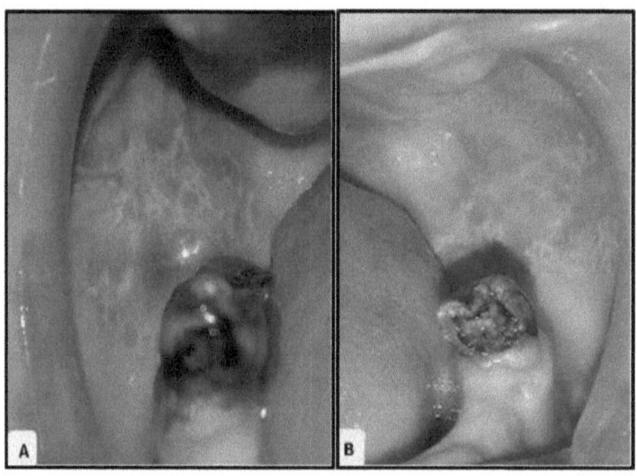

Figura 7: Evolução favorável: remissão das lesões, aspeto de rede quiescente bilateral nas faces internas das bochechas

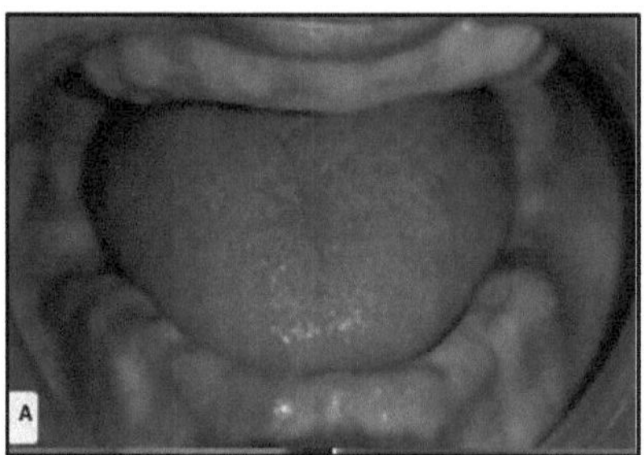

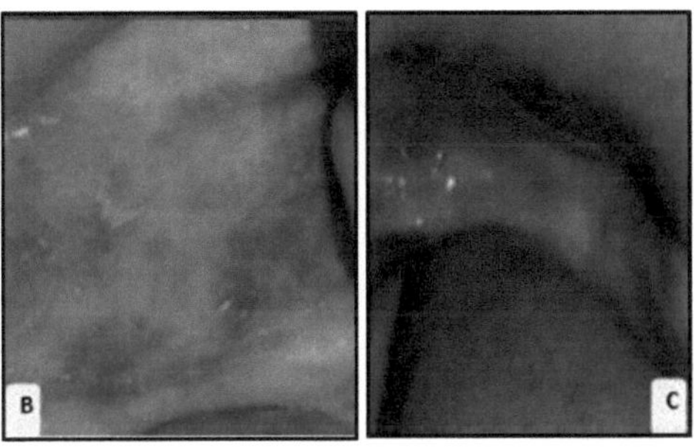

Figura 8: A, B, C: Paciente com edentulismo total, resultado favorável, cicatrização atrófica das lesões

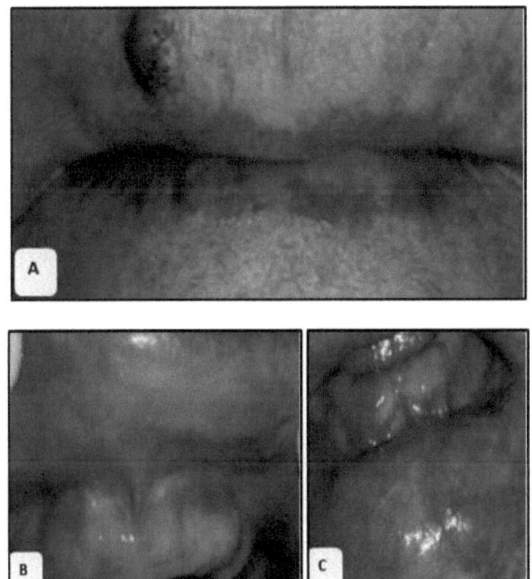

Figura 9: A, B, C: Desaparecimento das lesões e aspeto quiescente dos lábios

2. OBSERVAÇÃO CLÍNICA N.º. 2

Uma doente de 64 anos de idade, do sexo feminino, sem antecedentes patológicos assinaláveis, consultou o Serviço de Medicina e Cirurgia Oral da Clínica Dentária do Hospital Universitário de Monastir devido a uma sensação de ardor e formigueiro na cavidade oral e a lesões dolorosas no interior das bochechas. Ao exame clínico exobucal, a parte inferior da face estava colapsada, a mucosa labial estava atrófica e, endobucalmente, o paciente era totalmente desdentado. Nas superfícies internas das bochechas, observavam-se erosões e bolhas associadas a estrias esbranquiçadas dispostas em padrão de malha. As lesões eram bilaterais e simétricas. O restante da mucosa oral era normal, exceto por atrofia simples **(Figura 10).**

Suspeitou-se do diagnóstico de líquen plano oral superinfectado com candidíase. Foi efectuada uma biopsia para exame histológico e imunofluorescência direta. Foi solicitado um exame micológico para a Candidíase Albicans.

O exame anatomopatológico confirmou o diagnóstico de líquen plano oral bullo-erosivo. O exame micológico foi negativo. O curso de ação foi a prescrição de um corticosteroide local: Solupred® 20 mg, 2 Cp*3/dia. Foram solicitados exames biológicos: glicemia em jejum, estudo da tiroide, serologia da hepatite C.

A glicemia em jejum e as provas de função tiroideia eram normais, mas a serologia da hepatite C era positiva. O doente foi então encaminhado para o serviço de gastrologia para investigação adicional e foi declarado curado após genotipagem, que não detectou ARN do VHC, e teste de carga viral, que também foi indetetável. **(Figura 11).**

As sessões de acompanhamento foram tranquilizadoras e os progressos registados foram favoráveis. tratamento. **(Figuras 12 e 13).**

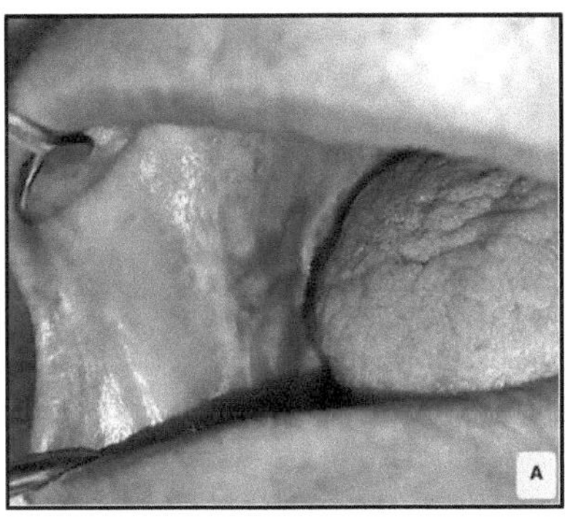

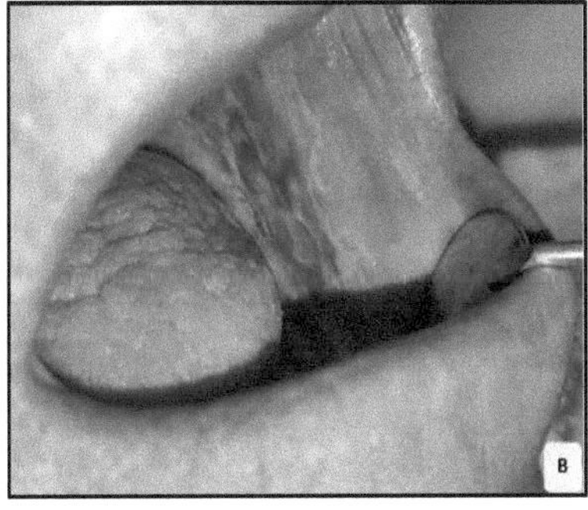

Figura 10: A/B: Erosões e bolhas associadas a uma rede esbranquiçada no interior das bochechas

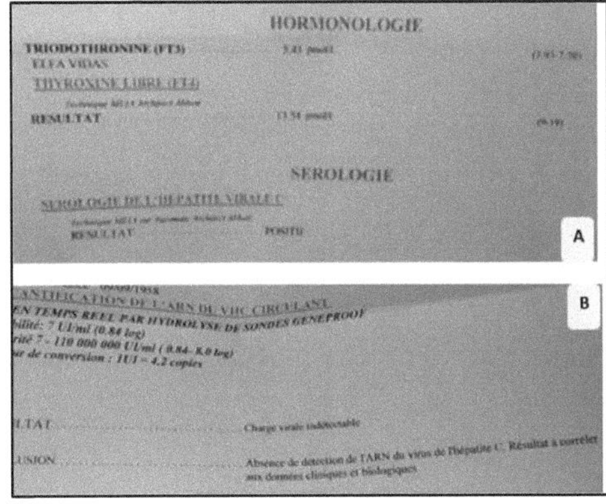

HORMONOLOGIE

TRIODOTHRONINE (FT3)

ELFA VIDAS

THYROXINE LIBRE (FT4)

RESULTAT

SEROLOGIE

RESULTAT POSITIF

EN TEMPS REEL PAR HYDROLYSE DE SONDES GENEPROOF

rité 7 - 110 000 000 UI/ml (0.84- 8.0 log)

ur de conversion : 1UI = 4,2 copies

LTAT Charge virale indétectable

LUSION Absence de détection de l'ARN du virus de l'hépatite C. Résultat à corréler aux données cliniques et biologiques

A

B

Figura 11: Serologia da hepatite C, deteção da carga viral e genotipagem

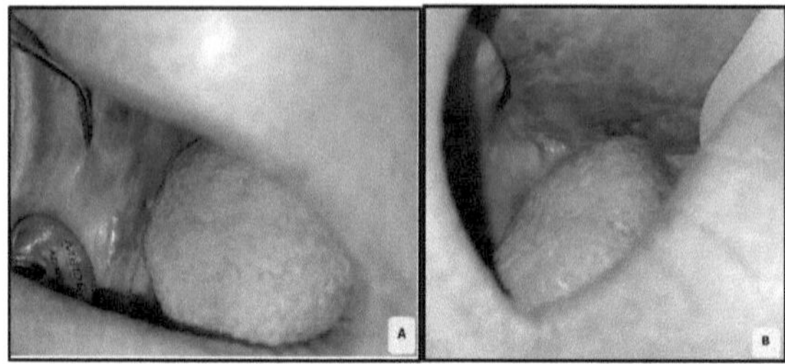

Figura 12: A/B: Evolução favorável, as lesões começam a regredir

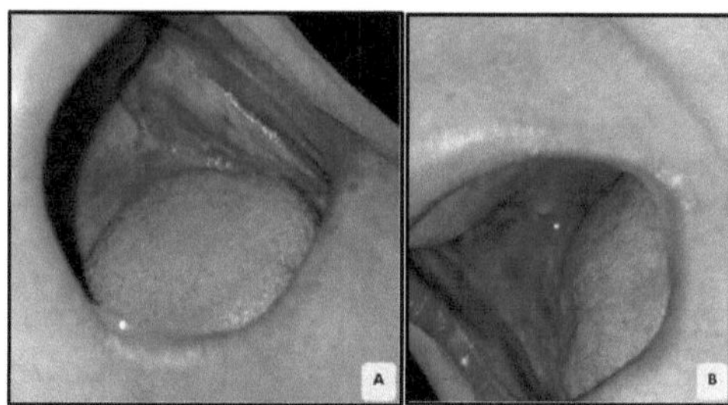

Figura 13: A/B: Evolução muito favorável, aspeto esbranquiçado da rede Quescent

DISCUSSÃO

1. Definição

O líquen plano (LP) é uma doença mucocutânea inflamatória crónica benigna cuja etiologia está ainda mal elucidada e continua a ser objeto de controvérsia (62).Foi descrito clinicamente por Wilson em 1869 (42) e histologicamente por Dubreuil em 1906 (42). É uma dermatose que afecta o epitélio escamoso estratificado, podendo por isso afetar a pele, a mucosa oral e genital, os anexos e, mais raramente, a conjuntiva e a mucosa do esófago, nariz, ânus, laringe e bexiga (48,46). A doença da mucosa oral é frequentemente descrita na literatura: 50% dos indivíduos com lesões cutâneas têm lesões orais, enquanto 25% têm apenas lesões orais. As áreas da mucosa oral podem ser afectadas com uma certa ordem de frequência entre as diferentes regiões (19).

2. Epidemiologia

A prevalência do líquen plano está bem documentada na literatura. Varia de um estudo para outro, mas estima-se que seja de 0,9% a 1,2% e não mais de 2% numa população adulta (35).

Embora afecte pessoas de todas as idades, o líquen plano oral é conhecido como uma doença dos quarenta anos (35). A maioria dos estudos concluiu que a idade média se situa entre os 50 e os 55 anos. O líquen plano oral (**OLP)** é raramente diagnosticado em crianças. Tem uma clara predileção pelo sexo feminino (36). O estudo clínico de 1875 efectuado por Silverman na Universidade da Califórnia em São Francisco (53) mostrou que entre 570 doentes com LPO, 67% eram mulheres com uma idade média de início de 52 anos. Embora aproximadamente 100 casos familiares de LPO tenham sido relatados na literatura (53), os números ainda são baixos, e esses casos podem ser considerados como coincidentes, uma vez que a doença afeta apenas um máximo de 2% da população. O líquen plano oral pode estar isolado ou associado a restos de mucosa em :

•20% dos casos estão associados a doenças de pele

•15% dos casos estão associados a lesões genitais

•6% dos casos estão associados a lesões simultâneas em 3 outros locais:

cutânea esofágica genital oftálmica ....

•Por outro lado, 50 a 70% das LPs cutâneas incluem lesões orais (4).

3. Patogénese

A etiologia do LPO continua a ser um assunto controverso, tendo sido avançadas várias teorias.

proposto.

A teoria mais provável e melhor descrita para explicar a etiopatogénese do LPO é que se trata de uma doença autoimune mediada por células dirigida contra um ou mais antigénios não identificados das células do epitélio oral. Os elementos que apoiam esta teoria são (31):

- A cronicidade da doença,

- Idade de início,

- Sexo preferido: feminino,

- Possível associação com outras doenças auto-imunes e a presença de células T citotóxicas.

Embora os mecanismos de lesão ainda não sejam totalmente compreendidos, predominam duas hipóteses:

- Uma alteração nos queratinócitos, de origem desconhecida, levaria à libertação de antigénios e desencadearia uma resposta imunitária,
- Pensa-se que uma reação do sistema imunitário é responsável pela alteração e apoptose dos queratinócitos.

Na sequência da conferência de consenso de 2005, (33) os peritos partiram do princípio de que existem vários estímulos:

- Infeção viral,
- Moléculas bacterianas,
- Traumatismo mecânico,
- Terapia sistémica
- Sensível ao contacto,

Estes estimulantes podem ativar as células apresentadoras de antigénios (APC) e os queratinócitos da camada basal, resultando na síntese, atração e estimulação de quimiocinas, linfócitos CD8 e CD4. Os linfócitos CD8 são activados pelos seguintes antigénios: queratinócitos associados ao MHC classe 1 (complexo principal de histocompatibilidade) tipo 1. Outros antigénios expressos pelos queratinócitos e pelas células de Langerhans estão associados ao MHC de classe 2 e activam os linfócitos CD4, seguidos de várias citocinas sintéticas (TNF-a, IL-2, IL12, INF-y) que desencadeiam a apoptose dos queratinócitos.

❖ Se os antigénios apresentados pelo MHC de classe 1 e 2 forem péptidos, então a natureza autoimune da LPB seria validada.

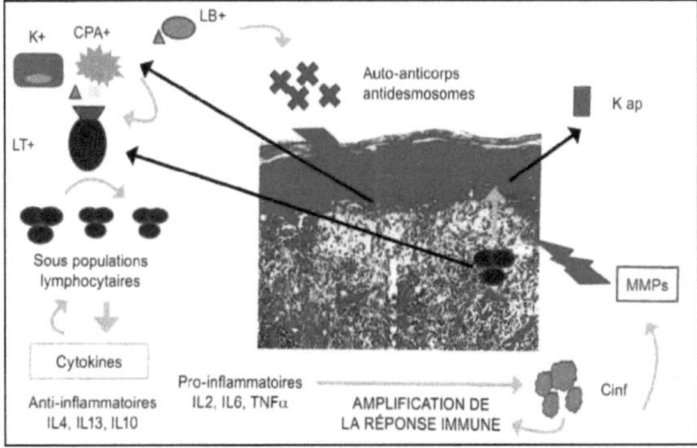

Figura 14: Mecanismos fisiopatológicos do líquen plano oral (43)

4. Etiologia

4.1. Líquen plano idiopático

Pensa-se que os factores psicológicos desempenham um papel na patogénese do LPO. Foi demonstrado que os doentes com OPL apresentam níveis mais elevados de ansiedade, maior depressão e maior vulnerabilidade a perturbações psicológicas, em comparação com controlos saudáveis (54). Além disso, em alguns estudos, as exacerbações do LPO foram associadas a períodos de stress psicológico e ansiedade. Para além do desconforto crónico que pode levar ao stress, os doentes com LPO mostraram-se preocupados com a possibilidade de malignidade e com a natureza contagiosa da doença. Um estudo realizado em 2003 pela Universidade de Istambul, na Turquia, em 40 doentes com LPO, mostrou que os níveis de ansiedade e de cortisol salivar medidos num grupo de doentes com LPO estavam estatisticamente correlacionados e eram significativamente mais elevados do que os de um grupo de controlo (28). Apesar da presença de níveis mais elevados de stress psicológico e de ansiedade em doentes com OPL, permanece a questão de saber se os factores psicológicos contribuem para a etiologia da OPL ou se são simplesmente motivados pela morbilidade associada à doença.

4.2. Líquen plano e doenças associadas

Na literatura estão descritas várias associações entre a LPB e determinadas patologias sistémicas. A maioria é controversa devido à falta de documentação e à existência de diferenças regionais. Algumas destas associações, como a hipertensão arterial, o hipotiroidismo ou a diabetes mellitus, podem dever-se à idade comum de aparecimento do LPB e destas doenças, sem que exista uma verdadeira sinergia patológica.

4.2.1. Líquen plano e doença hepática

Em doentes com LP, observa-se uma frequência significativamente mais elevada de anomalias hepáticas do que na população normal (51). Nos últimos anos, tem sido notificado um número crescente de casos de LP em associação com hepatite crónica ativa e cirrose biliar primária (colangite biliar primária). Korkij et al (14) encontraram um excesso de anomalias hepáticas em doentes com LP num estudo de controlo. Recentemente, foi descrita uma associação entre a hepatite C e a LPO, embora se suspeite de uma predileção geográfica. É o caso do doente da 2.ª observação clínica, cuja hepatite C foi detectada em associação com LPO. Daí a necessidade de mais investigações e exames adicionais para investigar a função hepática em qualquer doente que apresente LPO confirmado.

4.2.2. Líquen plano, hipertensão e diabetes mellitus

Uma associação entre LPO, diabetes mellitus e hipertensão foi descrita pela primeira vez por Grinspan (2). Embora a síndrome de Grinspan possa ser observada clinicamente, a associação entre as três condições pode simplesmente representar uma reação alérgica a medicamentos utilizados para tratar a hipertensão e/ou a diabetes, em vez de uma verdadeira síndrome.

❖ **Apenas líquen plano e diabetes**:

A possibilidade de uma associação entre a LPO e a diabetes foi examinada em pormenor e os resultados indicam que essa associação não é sistemática. Os primeiros relatórios devem-se ao facto de os valores de glicose utilizados na altura para diagnosticar a diabetes serem muito baixos em comparação com os critérios actuais. Além disso, é possível que os fármacos tomados pelos doentes para controlar a diabetes possam ter induzido reacções (35), o que não impede que a frequência de deteção de doentes diabéticos entre os doentes com LPO seja muito elevada, o que significa que devem ser solicitados testes de glicemia em jejum em todos os doentes com diagnóstico de LP. Para além da necessidade de ser perfeitamente prudente na prescrição dos tratamentos, nomeadamente dos corticosteróides.

4.2.3. Líquen plano e doenças da tiroide

A associação entre o OLP e a disfunção da tiroide foi investigada num estudo retrospetivo finlandês que confirmou uma ligação entre o OLP e o hipotiroidismo em particular. Este estudo constatou que 10% dos doentes com LPO contra 5% dos controlos apresentavam hipotiroidismo; outros estudos sugeriram uma relação entre LPO e hipertiroidismo (3).
Por conseguinte, é necessário efetuar um estudo da tiroide nos doentes com LP.

4.2.4. Líquen plano e papilomavírus humano (HPV)

Embora alguns estudos mostrem uma frequência significativa do papilomavírus humano, particularmente do HPV 16 e 18, em doentes com LPO, esta associação não está bem documentada. Este facto pode ser acidental ou favorecido por um tratamento imunossupressor do líquen plano oral (3).

4.2.5. Doenças inflamatórias auto-imunes

A literatura documenta várias doenças auto-imunes associadas ao líquen plano oral, incluindo a tiroidite de Hashimoto, a síndrome de Gougerot-Sjogren, a esclerodermia sistémica, o pênfigo superficial e profundo, a síndrome de Good (timoma, vitiligo, alopecia), o lúpus, a esclerose liquenoide e atrófica e a colite ulcerosa (18).

4.3. Líquen plano induzido e reacções liquenóides

As lesões liquenóides de contacto oral (LCO) são observadas em relação topográfica direta com um agente agressivo. Esta reação é mais frequentemente devida a materiais de restauração dentária, geralmente amálgama, ou induzida por medicamentos. O contacto da mucosa oral com certos materiais de restauração dentária, em particular amálgamas contendo mercúrio, pode causar lesões e parece ser capaz de induzir uma resposta de sensibilidade que leva a danos imunomediados nos queratinócitos do epitélio basal. Clínica e histologicamente, as lesões liquenóides podem, por vezes, ser indistinguíveis da OPL. No entanto, a caraterística distintiva é a relação topográfica direta da lesão com o agente causal suspeito. Os locais típicos são os bordos laterais da língua e a mucosa bucal, locais que têm uma relação anatómica direta (ou seja, contacto direto) com restaurações dentárias ou outro agente de contacto incriminatório. A diferença reside na extensão das lesões. No caso da OLCL, as lesões estão limitadas a estes contactos, enquanto que no caso da OLP, as lesões podem envolver locais da mucosa oral que não estão em contacto com restaurações, gengiva ou outros locais mucocutâneos, por exemplo a pele ou a mucosa vulvovaginal (1). A OMS definiu certas condições para distinguir entre LPO e lcsõcs comparávcis a LPO. Os argumcntos rclativos à ncccssidadc c importância de uma biópsia para confirmação histológica do diagnóstico de reação liquenoide não são definitivos, particularmente no que diz respeito à diferenciação entre OLP e reacções liquenóides (56). Um estudo recente confirmou a dificuldade de distinguir entre as duas condições apenas com base nas caraterísticas histológicas. A biopsia deve ser considerada quando a doença não apresenta as caraterísticas típicas da doença (32).

4.4. Doença do enxerto contra o hospedeiro (GVHD)

Esta doença ocorre em doentes que receberam um transplante alogénico de medula óssea. Na sua fase aguda, a doença do enxerto contra o hospedeiro pode manifestar-se como estomatite e uma erupção macular de aspeto inespecífico. Na fase crónica, observam-se erupções cutâneas constituídas por pápulas liquenóides com lesões orais extensas que se assemelham à LPO idiopática. Estas lesões são conhecidas como lesões liquenóides secundárias à GVHD (44).

5. Fases de desenvolvimento

5.1. A fase inicial

A fase inicial: dura 6 a 12 meses, com o aparecimento de lesões brancas, punctiformes e hemisféricas, mais frequentemente na região jugal posterior; no dorso da língua, onde as lesões queratóticas afectam principalmente as pontas das papilas filiformes (líquen papilar de Gougerot). Estas lesões espalham-se gradualmente e coalescem para formar linhas (estrias de Wickham), e depois formam diferentes padrões (reticulado, dendrítico, LPB circular, etc.) ou manchas queratóticas. No dorso da língua, a queratose invade toda a superfície das papilas e dos espaços interpapilares, formando depois, muito rapidamente, uma depapilação irreversível sobre as manchas queratóticas iniciais. A queratose persiste e pode por vezes assumir o aspeto de manchas de cera de vela ou de pão de forma. Para além das manchas queratósicas, muitas vezes imperceptíveis, as lesões da fibromucosa gengival provocam o desaparecimento do seu aspeto granuloso e uma mudança de cor para eritema. Nesta fase, as lesões podem regredir ou desaparecer com o tratamento, mais raramente de forma espontânea (36,50).

5.2. A fase de estado

Todas estas lesões descritas no final da fase inicial são semelhantes às da fase de estado, que dura dez anos ou mais, com uma sucessão de crises e períodos de quiescência. Cada surto é marcado pelo aparecimento de manchas eritematosas, ou mesmo erosões, ou simplesmente a extensão de lesões queratóticas pré-existentes. Podem aparecer frequentemente bolhas na região jugal posterior. Os sinais funcionais são muito variáveis: perceção de alívio ou perda de flexibilidade da língua, desconforto, dor ou sensação de ardor em função da extensão e do grau da crise. Fora das crises, não há sintomas e a LPB apresenta-se sob a forma de lesões queratóticas que regridem com o tempo, mas não desaparecem completamente. As lesões assumem um aspeto reticulado, dendrítico ou circinado. No entanto, nos doentes de pele escura, pode surgir progressivamente uma pigmentação de tonalidade negra ou castanha (LPB nigricans), sem limite claro e com uma evolução favorecida pela intensidade e frequência da inflamação.

5.3. A fase tardia

A fase tardia começa após vários anos de evolução e pode ocorrer sem que a LPB tenha sido diagnosticada. Caracteriza-se pelo desenvolvimento de um estado atrófico ou escleratrófico. A atrofia afecta principalmente as zonas da mucosa oral onde se verificaram lesões activas, mais frequentemente a superfície interna das bochechas. A cor da mucosa altera-se e perde a sua homogeneidade: observam-se manchas discretas de cor amarelada, acastanhada ou avermelhada; a rede capilar submucosa pode tornar-se transparente devido à atrofia. No dorso da língua, a atrofia manifesta-se sob a forma de manchas desnudadas, que podem ou não estar cobertas por uma camada queratótica espessa. A atrofia da fibromucosa gengival leva a uma retração gengival, frequentemente associada a uma redução da profundidade dos vestíbulos, particularmente visível nas regiões póstero-laterais. A perda de elasticidade da mucosa oral resulta na limitação da abertura da boca e na redução da protracção da língua.

5.4. Etapa pós-liceniana

A atividade do LPO, marcada por surtos sucessivos, geralmente acaba por desaparecer. Os sinais clínicos de atividade (eritema, erosões, bolhas) e os sinais histológicos de atividade (infiltrado linfocitário, exocitose, corpos hialinos) regridem progressivamente e acabam por desaparecer. As alterações da mucosa, representadas por uma combinação variável de atrofia epitelial, queratose, fibrose do córion e, eventualmente, pigmentação, são o resultado duradouro e a causa da doença. praticamente irreversível da atividade passada de LPO. Estas alterações tornam-se clinicamente aparentes quando se tornam suficientemente significativas e persistem indefinidamente na cavidade oral, apesar da regressão e depois do desaparecimento do processo liqueniano. A persistência destas alterações, raras na pele mas comuns na mucosa oral, constitui o estado pós-liqueniano.

O aspeto clínico do estado pós-Licheniano caracteriza-se pela atividade quase extinta do LPO, que é muito fraco ou quase inexistente. As únicas caraterísticas que restam são: atrofia epitelial (extremamente frequente); despapilação marginal simétrica da língua, respeitando sempre a zona posterior medial e muitas vezes a ponta.

Nesta fase, o risco de transformação maligna é elevado (36).

6. As formas

6.1. Forma reticulada

A forma reticular é a mais comum e é patognomónica de líquen plano oral, muitas vezes descoberto incidentalmente. Nesta forma, as lesões são assintomáticas. A lesão primária é uma pápula, que pode ser pontilhada, especialmente nas formas recentes, ou formar uma rede de estrias brancas. Estas lesões podem também apresentar-se sob a forma de dendritos: um aspeto de folha de feto, ou sob a forma de anéis, circulares ou confluentes em manchas, especialmente no caso de líquenes antigos, ou sob a forma de lençol, muito mais comum na superfície dorsal da língua. Esta forma clínica é geralmente observada no líquen plano recente ou em novas crises (60). Clinicamente, pode aparecer como uma linha pontilhada, uma rede, dendritos, anéis, um padrão circular, uma placa ou uma folha.

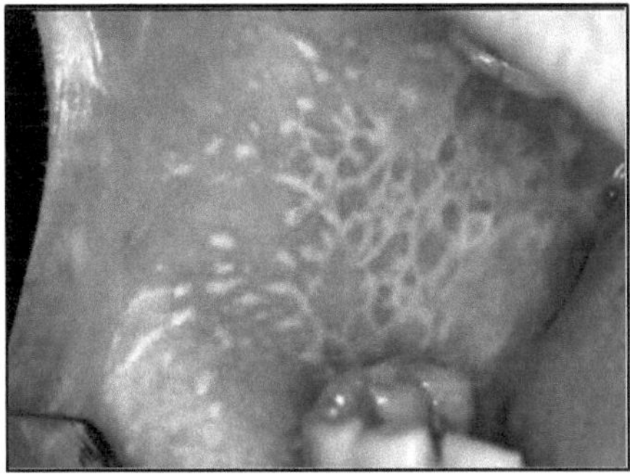

Figura 15: Líquen plano numa rede (40).

6.2. Forma eritematosa

Nesta forma, o aspeto eritematoso assume um papel central; os capilares sanguíneos estão dilatados. As lesões brancas são mascaradas, inexistentes ou reduzidas a simples manchas pelo eritema. Histologicamente, trata-se de um líquen plano recente, com cristas bastante longas e esgarçadas, ou de uma crise ativa de um líquen plano antigo, caso em que as cristas tendem a ser curtas ou mesmo ausentes. Existe um infiltrado linfocítico extremamente denso e numerosas lesões de exocitose. O epitélio oral está adelgaçado, mas não corroído. Esta forma de líquen é frequentemente encontrada na síndrome vulvovaginal. Esta forma nem sempre é sintomática, ao contrário das formas erosiva e bolhosa (25).

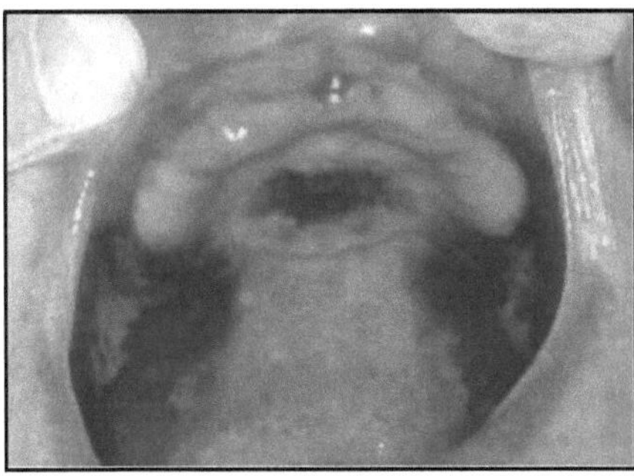

Figura 16: Aspeto do líquen plano eritematoso (25)

6.3. Forma erosiva

Esta é a forma mais comum. Existem duas formas de líquen plano erosivo: a forma minor e a forma major. Em ambos os casos, existem erosões dolorosas da mucosa que variam entre alguns milímetros e vários centímetros. A forma oral erosiva caracteriza-se por úlceras grandes, vermelhas ou envernizadas de vermelho vivo, irregulares, por vezes angulares, geralmente de aspeto simétrico e cobertas por um revestimento fibrinoso amarelado. Esta erosão reflecte a destruição focal do epitélio, que é mordiscado e perfurado pelo infiltrado linfocítico, dando origem a um revestimento fibrino-leucocitário. Na forma ligeira, as erosões são bastante pequenas e em número reduzido, as estrias brancas são claramente visíveis e existe um eritema à volta da periferia. Na forma major, predomina a erosão, por vezes é difícil ver as lesões liquenóides e o diagnóstico é frequentemente mais difícil de estabelecer. A dor pode ser violenta e semelhante a uma queimadura, o que torna o diagnóstico ainda mais delicado devido à redução da abertura da boca. A palpação é dolorosa, mas não se detecta qualquer induração. Estas dores podem ser exacerbadas por alimentos ácidos ou condimentados e interferem com a higiene oral e dentária, bem como com a alimentação nos casos mais extremos. Esta forma é altamente resistente ao tratamento e é a mais propensa à degeneração maligna (2%) **(Figuras 17 e 18)** (37).

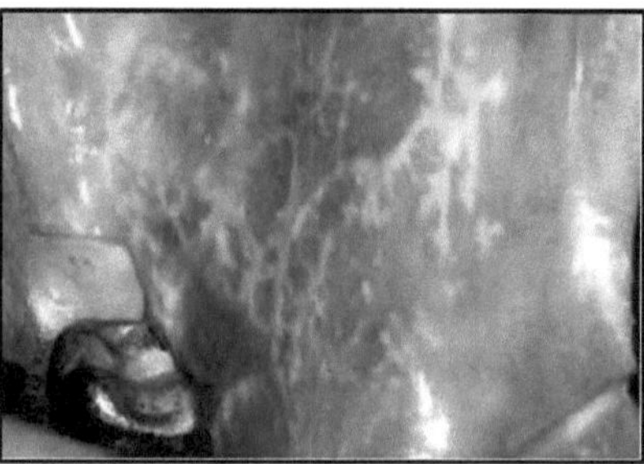

Figura 17: Aspeto do líquen plano erosivo ligeiro (37)

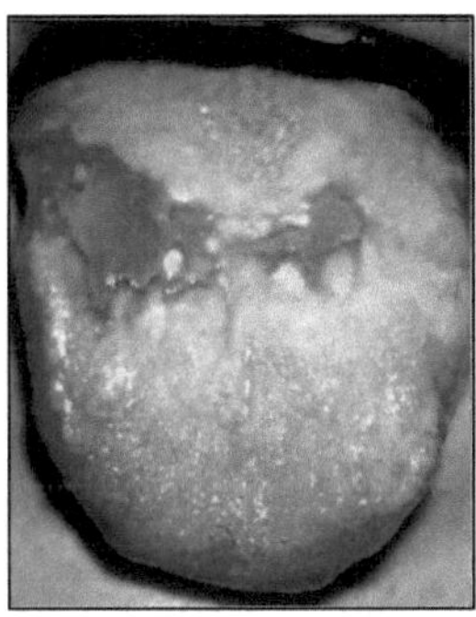

Figura 18: Aspeto do líquen plano erosivo importante: Predominam a erosão e o eritema (37)

6.4. Forma bolhosa

Pequenas bolhas subepiteliais contendo um líquido claro ou hemorrágico encontram-se na mucosa atrófica e mais ou menos eritematosa. As bolhas raramente estão intactas porque se rompem muito rapidamente, pelo que, na maioria das vezes, não podem ser vistas e apenas se observam erosões pós-bolhosas. Existem dois tipos de líquen plano bolhoso: na forma simples, uma única bolha está frequentemente presente numa área de líquen plano atrófico que sofre um surto de inflamação; no segundo tipo de líquen plano bolhoso, as bolhas são múltiplas e aparecem à distância das áreas de líquen (**Figura 19**).

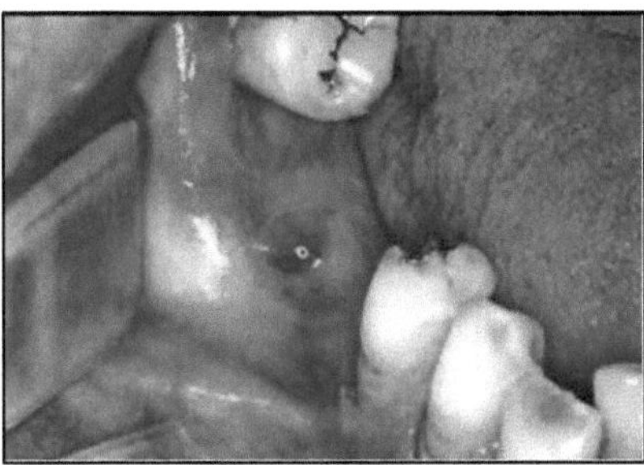

Figura 19: Líquen plano bolhoso numa área de mucosa atrófica e eritematosa (41).

6.5. Forma atrófica

Esta forma é a evolução normal de uma LPB antiga, ainda ativa e por vezes não diagnosticada, com o desenvolvimento de um estado atrófico ou esclero-atrófico. A mucosa é brilhante ou opalina com um aspeto liso, sempre flexível e frequentemente misturada com outras formas, em particular com estrias brancas na periferia durante os períodos de atividade. A rede vascular sub-mucosa é visível por transparência. O envolvimento é mais frequente nas zonas onde se verificaram lesões activas. A língua, que é menos frequentemente afetada do que outras membranas mucosas, apresenta manchas marginais, simétricas e irreversíveis de depilação associadas a uma camada queratótica mais ou menos espessa. É comum uma sensação de ardor em contacto com os alimentos. Na mucosa gengival, há uma perda da coloração "casca de laranja" e atrofia, resultando numa redução da profundidade vestibular, principalmente nas regiões dos molares mandibulares. Também aumenta o risco de desenvolvimento de erosões por pequenos traumas. Nos casos mais graves, pode ocorrer uma perda de elasticidade associada a uma abertura limitada da boca e a uma pro-tração lingual reduzida (devido à invasão fibrosa da submucosa e das fibras musculares superficiais). Pensa-se que esta forma apresenta um risco acrescido de transformação carcinomatosa (23).

6.6. Forma hipertrófica

Esta forma rara corresponde a uma atividade reactiva de regeneração epitelial cuja importância ultrapassa a da destruição devida ao líquen ativo. Apresenta-se sob a forma de lesões espessas, mais ou menos hiperqueratóticas, por vezes dispostas em ilhas separadas por sulcos. Histologicamente, aparecem também acantose e cristas epiteliais espessas, alongadas e hiperplásicas, com um infiltrado linfocitário bastante esparso. A hiperqueratose superficial está frequentemente presente (30) **(Figura 20).**

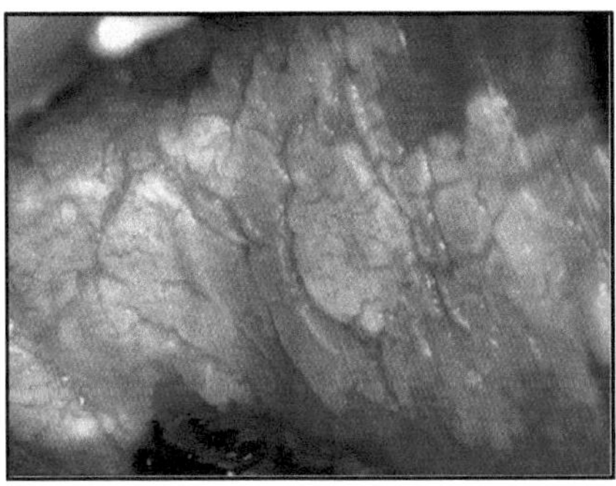

Figura 20: Forma hipertrófica de um líquen na face (segundo Kuffer) 2009 (30)

6.7. Forma pigmentada: LP nigricans

Esta forma encontra-se em indivíduos de pele escura. Podem aparecer máculas ou aréolas castanho-escuras, associadas a estrias brancas que, em casos típicos, tomam gradualmente o lugar das lesões brancas anteriores: trata-se do líquen plano bucal nigricans. Quando estas estrias estão ausentes, o O diagnóstico diferencial deve ser feito com pigmentação étnica ou melanose induzida pelo fumo. Esta forma resulta da estimulação da melanogénese pela inflamação crónica presente no líquen plano bucal. A incontinência de pigmento de melanina faz com que os pigmentos de melanina migrem para o córion superficial à medida que os linfócitos atacam a camada basal do epitélio. Estas hiperpigmentações ocorrem principalmente no interior das bochechas e dos lábios, na língua e no palato mole (52).

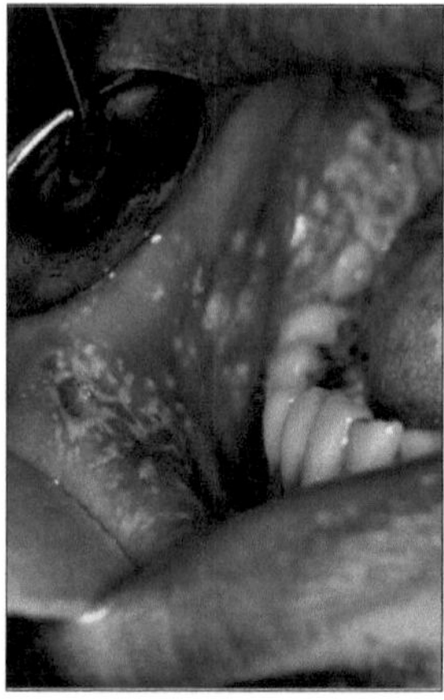

Figura 21: Aspeto do líquen plano nigricans na face (61)

7. Evolução, transformação maligna

7.1. Estado pós-Lichénia

O líquen plano oral desenvolve-se ao longo de vários anos. É diferente do líquen plano cutâneo, que normalmente regride espontaneamente. O curso da doença pode ser rápido e debilitante nas formas erosivas mais graves, mas geralmente a doença progride muito lentamente, com ataques sucessivos de intensidade variável ao longo de muitos anos, ou mesmo silenciosamente sem dor. A doença é frequentemente ignorada. A evolução do líquen plano para um estado pós-liqueniano é também explicada pelo fenómeno de KOEBNER (o fenómeno de Koebner corresponde, nos doentes que sofrem de doenças cutâneas, ao aparecimento e desenvolvimento de novas lesões na pele sã que acabou de sofrer um traumatismo), porque qualquer irritação de uma zona sã provoca o aparecimento da dermatose e, do mesmo modo, qualquer irritação de uma zona já afetada provoca uma exacerbação local. Nos idosos, a atividade liquénica tende a desaparecer progressivamente, independentemente da aplicação de tratamento, mas os danos na mucosa persistem, dando origem à "cicatrização irreversível pós-licénica". O aspeto clínico deste estado pós-licínico caracteriza-se por :

- A atrofia epitelial é muito frequente.
- Despapilação marginal simétrica da língua e, mais raramente, despapilação da região mediana.
- Hiperqueratose frequente.
- Estrias liquenóides de espessura variável, brancas ou opalinas, em manchas ou placas.
- Superfície mais ou menos lisa com um aspeto verrugoso.
- Fibrose com uma mucosa amarelada das bochechas
- Uma redução da tração da língua ou da abertura da boca.

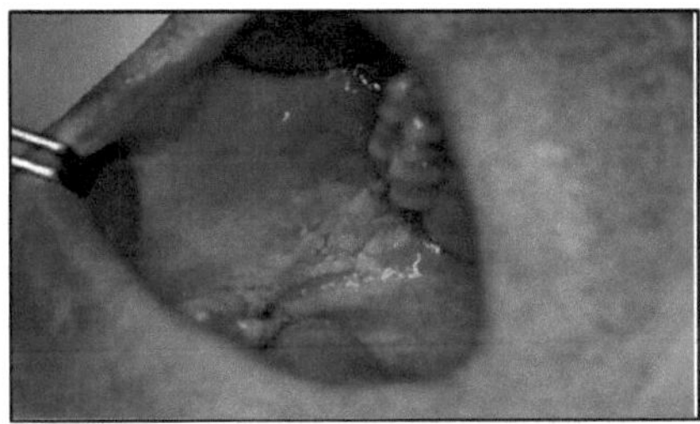

Figura 22: Dr. V. Ahossi: Hospital de Dijon. Fotografia pós-licença tirada no CHU Hôpital général Dijon. (23)

7.2. Transformação maligna: carcinoma de células escamosas

O líquen plano é classificado como uma lesão potencialmente maligna. As melhores provas da natureza potencialmente maligna do LPO atualmente disponíveis provêm de estudos retrospectivos de seguimento e incidência. No entanto, existe ainda uma controvérsia considerável relativamente ao potencial maligno do LPO. A frequência desta transformação varia de 0% a 5,8% (7). . A taxa mais elevada é encontrada em lesões eritematosas e erosivas (24). A Organização Mundial de Saúde classificou o LPO como uma condição pré-cancerosa, que é "uma condição generalizada associada a um risco significativamente aumentado de cancro" (35). No entanto, a transformação maligna do líquen plano oral conduz ao carcinoma espinocelular diferenciado, que se desenvolve progressivamente, passando frequentemente por um estádio de carcinoma verrucoso. As áreas afectadas são as habitualmente afectadas pelo líquen plano (face interna das bochechas, gengivas, dorso da língua, comissura intermaxilar). O carcinoma espinocelular oral é um cancro grave com um prognóstico ainda muito mau. Estes tumores são agressivos, invasivos e linfófilos, podendo disseminar-se e metastizar (16). Tende a desenvolver-se em lesões erosivas ou atróficas do líquen plano ou em lesões pós-licenosas e passa por um estado precursor de OIN ou displasia. A degeneração ocorre, em média, no prazo de dez anos após o diagnóstico de líquen plano oral. Os carcinomas de células escamosas apresentam um amplo polimorfismo clínico, sendo as formas mais frequentes as ulcerativas, vegetativas e ulcero-vegetativas. Outras formas mais atípicas são por vezes menos óbvias de diagnosticar.

8. Diagnóstico positivo

A confirmação do diagnóstico de líquen plano oral requer :
Comparação dos dados clínicos e histológicos: a OMS propôs os seguintes critérios de diagnóstico para este líquen, que foram modificados por van der meij et al 2003.

➢ Critérios modificados da OMS para o diagnóstico do líquen plano oral

por Van der meij et al 2003 (58):

• Critérios clínicos :

- Lesões bilaterais, mais ou menos simétricas

- Presença de uma rede esbranquiçada (aspeto reticulado)

- Apenas são tidas em conta as formas bolhosas ou erosivas em placas.

se também existirem lesões reticuladas noutros locais da cavidade oral

• Critérios histopatológicos :

- Presença de um infiltrado inflamatório em banda na parte superficial do córion, constituído principalmente por linfócitos.
- Liquefação e degeneração da camada basal: esferas hialinas e corpos coloidais: corpos em maca: estruturas eosinofílicas homogéneas representando queratinócitos apoptóticos com fragmentação do ADN nuclear
- Ausência de displasia epitelial (maturação normal do epitélio, aspeto em dente de serra das cristas epiteliais interpapilares; queratose superficial anormal)

- Para estabelecer um diagnóstico definitivo, devem ser satisfeitos critérios clínicos como a histopatologia!

9. Diagnóstico diferencial

O diagnóstico diferencial da LP depende do contexto clínico e da forma. O diagnóstico final baseia-se numa história médica e dentária completa, em observações clínicas, em achados histopatológicos e, se necessário, nos resultados da imunofluorescência direta (IFD).
O diagnóstico diferencial das formas assintomáticas inclui principalmente várias lesões brancas, tais como mordedura crónica da bochecha, candidíase hiperplásica e leucoplasia. A natureza bilateral e a presença de estrias de Wickham favorecem o diagnóstico de LP. A biopsia deve ser considerada especialmente se o contexto clínico apontar para uma lesão pré-cancerosa. No entanto, o diagnóstico diferencial das formas sintomáticas surge com lesões eritematosas e bolhosas, como a gengivite descamativa, doenças mucocutâneas como o penfigoide da membrana mucosa, o penfigoide bolhoso, o pênfigo vulgar, o pênfigo paraneoplásico, o lúpus eritematoso e a dermatose linear por IgA. Neste contexto, a biopsia deve ser acompanhada de um teste IFD, especialmente na ausência de estrias de Wickham e na presença de uma bolha.

Algumas doenças, como as reacções liquenóides a medicamentos e amálgamas, a doença do enxerto contra o hospedeiro e a estomatite de contacto causada pelo uso excessivo de especiarias, podem ser difíceis de distinguir da LP. As reacções liquenóides induzidas por medicamentos podem ocorrer após a administração de vários fármacos, como os anti-inflamatórios não esteróides (AINE), certos diuréticos, inibidores da enzima de conversão da angiotensina, betabloqueadores, penicilamina, alopurinol, cloroquina e muitos outros. Estes medicamentos também podem exacerbar a LP idiopática. As reacções liquenóides à amálgama são geralmente unilaterais e estão intimamente associadas à restauração. São estáticas, melhoram com um bom polimento da amálgama e regridem ou desaparecem completamente com a remoção da restauração.

A distinção entre LP idiopático e reacções liquenóides pode ser difícil do ponto de vista histopatológico e imunológico. A presença de um infiltrado inflamatório misto, profundo ou perivascular favorece uma reação liquenoide. Na sua forma crónica, a doença do enxerto contra o hospedeiro pode apresentar lesões reticuladas brancas que são clinicamente semelhantes ao LP. A história de um transplante de medula óssea é geralmente suficiente para chegar a um diagnóstico. O uso excessivo de canela pode causar lesões liquenóides na boca. Dependendo do tipo de produto utilizado (pasta de dentes, elixir bucal, pastilha elástica ou rebuçados), as lesões podem ser observadas nas gengivas, bochechas ou língua. Uma história dentária completa pode revelar esta As lesões desaparecem completamente com a interrupção da utilização do produto em causa, o que permite excluir a LP (26).

9.1. Lesões brancas

Numerosas patologias com lesões brancas mais ou menos frequentes copiam a LPB. A mais frequente, na fase inicial, é a confusão entre a candidíase oral e as lesões punctiformes da LPB pontilhada. A leucoplasia induzida pelo tabaco, caraterística dos fumadores, é frequentemente acompanhada de ectasia dos orifícios glandulares das glândulas salivares acessórias, que se apresentam como pequenos pontos vermelhos proeminentes (50).

- Outras leucoplasias muito raras, como a leucoplasia sifilítica (estágio terciário da sífilis), podem ser encontradas na área lingual. No entanto, a mucosa é menos flexível do que na LPB.
- Certas queratoses reactivas podem imitar a LPB. Podem ser endógenas na proximidade de certos tumores, ou de origem tóxica ou medicinal, levando ao aparecimento de estomatite queratótica liquenoide (8). Devido à sua localização, a morsicatio buccarum também deve ser excluída.
- A leucoplasia verrucosa proliferativa pode imitar o aspeto da LPB erosiva. Formam-se lesões queratóticas multifocais na gengiva, língua e palato, que podem progredir para erosões (9).
- O lúpus eritematoso discoide crónico pode imitar ou estar associado a LPB. As lesões são caracterizadas por um bordo queratótico fino com estrias brancas radiantes. As estrias circunscrevem uma placa vermelha atrófica ou ulcerativa intercalada com elementos esbranquiçados irregulares. As lesões ocorrem no palato duro, na mucosa bucal e na gengiva.

As lesões cutâneas são geralmente concomitantes.

- A queratose liquenoide estriada em crianças e adultos jovens é semelhante ao aspeto da LPB. Na boca, existem máculas e manchas de eritema, por vezes com pequenas erosões. O doente também apresenta pápulas liquenóides dispostas em estrias paralelas no tronco e nos membros (29).

No caso de localização oral: pode ser evocado o diagnóstico de genodermatose queratósica:

- Poliqueratose de Touraine com leucoplasia idiopática

- Nevos queratósicos da mucosa oral

- Síndrome de Zinsser-Engman-Cole com sinais clínicos semelhantes mas histologia diferente,
- Síndrome de Kelly-Patterson com depapilação lingual possivelmente acompanhada de placa branca liquenoide,
- Queratodermia palmoplantar .

9.2. Lesões eritematosas e erosivas

9.2.1. Pênfigo vulgar

O pênfigo vulgar é uma dermatose intra-epitelial bolhosa autoimune, que combina LPB erosiva e bolhosa quando as estrias são pouco visíveis em determinadas áreas. Esta doença crónica é geralmente diagnosticada por erosões orais, com lesões cutâneas que surgem 3 a 6 meses após as primeiras lesões orais (57).
A imunofluorescência direta (depósitos intercelulares no epitélio, dando um aspeto de malha) e o exame histológico (bolha intra-epitelial contendo células acantolíticas) permitem o diagnóstico diferencial. O pênfigo paraneoplásico também deve ser excluído, uma vez que esta doença rara tem uma forte semelhança clínica com a LPB em determinadas áreas.

9.2.2. Penfigoide bolhoso

O penfigoide é uma dermatose bolhosa autoimune crónica que afecta todas as membranas mucosas (oral, ocular, etc.). A forma oral apresenta-se com uma gengivite erosiva mais ou menos associada a bolhas e erosões do palato. O diagnóstico clínico é efectuado com base no sinal da pinça: na periferia das erosões gengivais, o epitélio desprende-se em grandes retalhos finos na parte superior das bolhas. O diagnóstico de certeza é feito através de imunofluorescência direta (57). O líquen plano penfigoide é uma forma rara de penfigoide. Desenvolvendo-se num LPB, as lesões orais estão presentes em 24% dos casos, com envolvimento gengival e da mucosa (9). O aspeto clínico é caraterístico do LPB: estrias brancas multifocais estão associadas a placas e erosões, ou mesmo a gengivite descamativa. A histologia é uma mistura de LPB e penfigoide (9).

9.2.3. Eritema multiforme

Sazonal e epidémico, o eritema multiforme apresenta uma série de sintomas.

úlceras agudas na boca acompanhadas de febre, semelhantes à LPB. A pele e outras membranas mucosas também podem ser afectadas, apresentando lesões caraterísticas em alvo ou em forma de cacho.

9.2.4. Estomatite ulcerosa crónica

A estomatite ulcerosa crónica é uma doença rara com ulceração oral crónica associada a possível envolvimento cutâneo. Os seus aspectos clínicos e histológicos são semelhantes aos da LPB bolhosa e erosiva extensa. Em caso de dúvida, a imunofluorescência direta do tecido peri-lesional revelará a presença de imunoglobulina G (IgG) nas camadas basais do epitélio, bem como a presença de anticorpos antinucleares específicos do epitélio estratificado (SES-ANA), cujo padrão é típico desta condição. Resistente ao tratamento padrão com LPB, a estomatite ulcerosa crónica responde melhor ao tratamento com hidroxicloroquina, embora sejam frequentes as recaídas após a sua interrupção (9).

9.2.5. Úlceras bucais atípicas

São necessárias mais investigações

Biologia: IFI (anticorpos que circulam no sangue); testes serológicos: VIH; sífilis; VHS

Histologia com IFD para detetar a causa

10. Tratamento

O tratamento da LPB não é curativo, mas ajuda a controlar os sintomas. Este tratamento sintomático é extremamente importante para a qualidade de vida do doente. O controlo terapêutico da LPB depende da forma clínica. A LPB assintomática requer tratamento preventivo e monitorização regular. Por outro lado, o tratamento da LPB sintomática permite terapias mais eficazes com o objetivo de erradicar a dor e alcançar a remissão. Na literatura estão descritas várias modalidades de tratamento, na sua maioria médicas, mas estudos recentes têm destacado as terapias biológicas que actuam sobre o sistema imunitário, bem como outras inovações que podem reduzir os sintomas da LPB.

10.1. Prevenção

Antes de qualquer tratamento medicamentoso, devem ser eliminados todos os factores agravantes locais, tais como uma má higiene oral, próteses mal adaptadas, restaurações dentárias mal adaptadas ou desgastadas, maus hábitos e tiques como o bruxismo que traumatizam a mucosa oral, bem como o tabaco e o álcool que favorecem e agravam o desenvolvimento das lesões liquenianas (fenómeno de Koebner) (36).

- **Motivação para a higiene oral**

A otimização da higiene oral é fundamental para a prevenção da LPB. A escovagem pode ser difícil de realizar em lesões ulcerativas e erosivas devido à dor gengival e à hemorragia. A acumulação de placa activará a inflamação intra-oral e exacerbará a atividade do LPB (22).

A escovagem deve ser efectuada pelo menos duas vezes por dia, utilizando uma escova de dentes de cerdas macias e uma pasta de dentes suave e sem perfume. A destartarização, o alisamento radicular e o acompanhamento profissional devem ser efectuados a cada 3 a 6 meses (45).

• Eliminação de irritantes locais

Devem ser feitos esforços para minimizar os traumatismos mecânicos e químicos. Deve ser efectuado um exame dentário completo, incluindo uma avaliação das restaurações dentárias gastas ou rachadas e das cúspides afiadas. O estado das próteses deve ser avaliado e, se necessário, as próteses devem ser ajustadas ou substituídas. Os doentes devem evitar todos os alimentos e bebidas ácidos, picantes, duros e quentes. Ao eliminar os factores de exacerbação, as lesões menos graves, reticulares e assintomáticas podem ser mantidas ou mesmo entrar em remissão. O consumo de álcool e tabaco, que são conhecidos agentes cancerígenos, deve ser reduzido ou mesmo eliminado por completo (47,12).

• Tratamento de doenças gerais

É necessário tratar qualquer doença associada à LPB, ou que possa agravar o quadro: como hipertensão arterial, diabetes, neoplasia ou doença hepática.

• Psicoterapia

Os médicos devem examinar os doentes para detetar depressão ou ansiedade. Num estudo realizado por Delavarian et al (20), a combinação de psicoterapia com o tratamento habitual para a LPB resultou numa melhoria significativa com uma redução dos sintomas em comparação com o tratamento habitual para a LPB isolado. Tal permitirá reduzir a utilização do tratamento médico habitual.

10.2. Tratamento sintomático

10.2.1. Terapia local com corticosteróides

Os corticosteróides tópicos são os fármacos mais frequentemente utilizados no tratamento da LPB. 66 a 100% dos pacientes tratados respondem pelo menos parcialmente aos corticosteróides tópicos, com uma variação na eficácia dependendo do tipo e da dose da molécula utilizada.Os corticosteróides tópicos podem apresentar-se sob a forma de creme, gel, banho, etc. bucal ou injecções intra-lesionais. O maior problema da utilização de corticóides tópicos na boca é o tempo de aplicação: precisam de aderir à mucosa bucal durante tempo suficiente para fazerem o seu trabalho. Por esta razão, são utilizados em alguns casos, especialmente no líquen plano gengival, em combinação com uma pasta adesiva ou pastilhas adesivas (Orobase®), que garantem um tempo de aplicação mais longo.

Exemplos de corticóides tópicos aplicados em pastas adesivas incluem o acetonido de triamcinolona, o acetonido de fluocinolona, a fluocinomida (Topsyne®) e o propionato de clobetasol (Dermoval®) (49).

10.2.1.1. Prednisolona (solupred®)

O dentista pode então prescrever colutórios à base de comprimidos de prednisolona Solupred®, que são diluídos num copo de água:

-Solupred® comprimidos efervescentes 1 ou 2 comprimidos de 20 mg

O colutório deve ser deixado atuar durante dois a três minutos, sem enxaguar, antes de ser utilizado.cuspir, e é efectuado duas ou três vezes por dia. Da mesma forma, será necessário reduzir gradualmente as doses antes de parar o colutório...(27)

10.2.1.2. Propionato de clobetasona (Dermoval®)

O proprionato de clobetasol parece ser o corticosteroide tópico mais eficaz,

Este corticosteroide é mais eficaz numa pasta adesiva do que isoladamente. O propionato de clobetasol deve, por conseguinte, ser utilizado com Orobase® (misturado em quantidades iguais) e aplicado duas vezes por dia (15).

10.2.1.3. Betametasona (Diprosone®)

Especialmente emassociação de vários corticóides, incluindo βmethasone (Diprosone®), proprionato de clobetasol (Dermoval®) e fluocinonida (Topsyne®), está indicado sobretudo nos casos de doenças gengivais resistentes a o tratamento tópico e sistémico. Esta preparação é aplicada à noite, ao deitar. Pode ser introduzido num bocal de poliuretano moldado. O tratamento é efectuado de forma gradual ao longo de vários meses (de um a três meses) para evitar recidivas. No entanto, é necessário ter em atenção os efeitos indesejáveis dos corticóides locais, como as infecções virais, fúngicas, parasitárias e bacterianas. Por este motivo, é por vezes adicionado um agente antifúngico para aumentar a eficácia do tratamento (1).

10.2.1.4. Triancinolona (kenacort retard®)

Utilizado principalmente como tratamento intralesional em casos de resistência a outros tratamentos orais; o seu efeito é mais duradouro.

10.2.2. Terapia sistémica com corticosteróides

A terapêutica sistémica com corticosteróides pode ser indicada, isoladamente ou em combinação com o tratamento local, especialmente nas formas graves, incapacitantes, extensas e bulloerosivas em surto. Na ausência de contraindicação, a prednisona (Cortancyl®) é prescrita numa dose de 1 mg/kg por dia durante dez a 15 dias, sendo depois rapidamente reduzida ao longo de um a dois meses, seguida de corticosteróides locais para evitar recaídas após a descontinuação. Uma comparação entre corticosteróides locais (Dermoval® em Orabase® duas vezes por dia) e corticosteróides sistémicos (Solupred 50 mg/d) nas recidivas de LPBE foi estudada em 49 doentes (6): não foi observada qualquer diferença significativa na eficácia dos dois tratamentos, mas os efeitos secundários foram muito maiores no grupo da prednisolona. Sistémica: a candidíase oral continua a ser a complicação mais frequente. No entanto, os tratamentos antifúngicos não devem ser sistemáticos.

10.2.3. Retinóides

Os retinóides actuam na proliferação e diferenciação dos queratinócitos e têm um efeito anti-inflamatório e imunomodulador. Os retinóides tópicos são a segunda linha de tratamento e demonstraram ser eficazes nas formas atróficas ou erosivas de LPB (49).

10.2.3.1. Retinóides tópicos

Os retinóides tópicos demonstraram uma eficácia comprovada em vários estudos. **A isotretinoína** revelou-se eficaz em dois estudos aleatórios: a diferença foi significativa aos dois meses, apesar do ardor e da irritação, com um recrudescimento das sensações dor e um aumento da sensibilidade aos alimentos quentes e picantes, descritos pelos doentes como transitórios e aceitáveis após as primeiras aplicações. Um outro estudo comparou a eficácia de duas concentrações do princípio ativo, 0,05 e 0,18%, aplicadas duas vezes por dia. Os resultados com a preparação a 0,18% foram melhores nas formas atróficas e erosivas, bem como nos fenómenos displásicos a partir da confirmação histológica (21). A tretinoína (ácido all-trans-retinóico), aplicada localmente duas vezes por dia durante quatro meses, conduziu a uma melhoria significativa (94% vs. 21% com placebo) nas lesões do LPBE, com efeitos secundários como um ardor mínimo. O tazaroteno gel 0,1% aplicado duas vezes por dia durante oito semanas melhorou as lesões do LPB, particularmente as formas hiperqueratóticas (17).

10.2.3.2. Retinóides sistémicos

A vitamina A é conhecida por ser eficaz na regulação da proliferação e diferenciação do epitélio, e a sua deficiência pode levar a hiperqueratose da pele e metaplasia escamosa das membranas mucosas. Os retinóides sistémicos têm, por isso, sido referidos no tratamento do líquen plano sintomático, em particular do LPBE.

10.2.4. Inibidores da calcineurina

10.2.4.1. Ciclosporina A

A ciclosporina A (Sandimmun®, Neoral®) tem propriedades imunossupressoras através da sua ação moduladora sobre os linfócitos T (inibição da produção de IL-2) e sobre a síntese de citocinas pró-inflamatórias, o que explica as suas propriedades nos processos imunológicos, nomeadamente nos processos auto-imunes como no LP. É utilizado como tratamento de segunda linha na forma tópica: a sua eficácia, embora reconhecida na prática atual, é debatida devido à falta de ensaios controlados aleatórios.

A ciclosporina é mais frequentemente utilizada como colutório, ou aplicada com o dedo numa solução oleosa convencional. Alguns doentes preferem utilizar a ciclosporina extraída de cápsulas, que é mais viscosa e mais adequada à erosão do que a solução (6).

10.2.4.2. Tacrolimus tópico (Protopic®)

O tacrolimus é um macrólido imunossupressor com um mecanismo de ação semelhante ao da ciclosporina. A sua principal vantagem em relação à ciclosporina reside nas suas propriedades hidrofóbicas e na sua capacidade de ser absorvido adequadamente através do epitélio, tanto na mucosa saudável como na danificada. A utilização de tacrolimus tópico, como colutório ou creme a 0,1% (55), aplicado duas a quatro vezes por dia, resulta numa rápida melhoria dos sintomas, em média em duas semanas, e na cicatrização, pelo menos parcial, das ulcerações da mucosa oral em doentes resistentes aos corticosteróides locais ou aos tratamentos sistémicos. Este tratamento demonstrou uma eficácia incontestável, com uma melhoria dos sintomas da LPBE, nomeadamente da dor, logo a partir da segunda semana. Este tratamento é apenas suspensivo, com recidiva das lesões, em média, dois meses após a interrupção das aplicações. Os efeitos secundários são pouco importantes mas frequentes, como uma sensação de ardor ou uma irritação local, observada em 30% dos casos. A pigmentação da mucosa bucal surgiu com o tratamento com tacrolimus e regrediu espontaneamente após a interrupção das aplicações (39).

10.2.5. Outros tratamentos poupadores de cortisona

10.2.5.1. Hidroxicloroquina (Plaquenil®)

Os antimaláricos sintéticos, em particular a hidroxicloroquina (Plaquenil®), possuem múltiplas propriedades terapêuticas que se pensa estarem ligadas à inibição dos mecanismos efectores da inflamação e à imunomodulação baseada na inibição da apresentação de antigénios às células T. A hidroxicloroquina provou o seu valor no tratamento de doenças auto-imunes como a artrite reumatoide e o lúpus eritematoso. A hidroxicloroquina, em doses de 200 a 400 mg por dia, também se revelou eficaz no tratamento do LPO. Além disso, nem sempre é eficaz e pode demorar vários meses a melhorar. A hidroxicloroquina não é um medicamento completamente inofensivo. Antes de iniciar o tratamento, deve ser efectuado um teste básico de acuidade visual, que deve ser repetido de 6 em 6 ou de 12 em 12 meses, para verificar a toxicidade ocular. Foram também notificadas reacções cutâneas liquenóides desencadeadas pela luz UV (luz solar) com este medicamento, bem como anomalias hematológicas e perturbações nos testes de função hepática. Por conseguinte, é necessário efetuar regularmente hemogramas completos e testes de função hepática. A retinopatia pré-existente, a psoríase e a porfiria são contra-indicações conhecidas para a utilização da hidroxicloroquina (14,13).

10.2.5.2. Imunossupressores sistémicos

A azatioprina (Imurel) tem sido considerada um "agente poupador de cortisona" bem sucedido no tratamento do líquen plano cutâneo e existem poucos estudos publicados que sugerem que pode desempenhar um papel semelhante na OPL. Em geral, a dose inicial deve ser de aproximadamente 1,0 mg/kg/d (50 a 100 mg), aumentada progressivamente em incrementos de 0,5 mg/kg/d ao longo de várias semanas, se necessário até uma dose máxima de 2 mg/kg/d. Se o doente não melhorar no prazo de 3 meses, a azatioprina deve ser descontinuada (34).

10.2.5.3. Fototerapia

A terapêutica com PUVA foi referida em vários estudos no tratamento do LP na sua forma cutânea pura ou mista cutâneo-mucosa, mas foram registados efeitos secundários. O risco oncológico associado ao risco de transformação maligna do LPB torna esta combinação terapêutica delicada. O risco carcinológico significativo contra-indica a terapia PUVA no tratamento do LPB (59).

10.2.6. Outros tratamentos em estudo

Foram estudadas numerosas terapias, com diferentes graus de eficácia:

- O colutório de tetraciclina foi experimentado eficazmente num caso de LPB recidivante.
- A doxiciclina pode ser utilizada em alguns casos relatados de lesões gengivais, mas é de pouca utilidade noutras áreas.
- A griseofulvina, 500 mg/d durante dois a seis meses, tem um benefício menor, com recorrência após a interrupção do tratamento. Um estudo recente envolveu um grupo de pacientes com LP tratados com griseofulvina, 6 dos quais tinham LPBE. Para estas lesões orais erosivas, foi obtida uma resposta clínica favorável em 66% dos casos (5).

10.2.7. Cirurgia

Alguns autores descreveram previamente o tratamento da PL por exérese cirúrgica.

10.2.8. Líquen plano oral e laser

Nos últimos anos, a fototerapia (lasers, terapia UV e terapia fotodinâmica) parece ser uma nova abordagem interessante que pode ser aplicada com sucesso no tratamento da OLP. A palavra LASER é a abreviatura de "Light Amplification by Stimulated Emission of Radiation" (Amplificação da luz por emissão estimulada de radiação). Existem dois grupos principais de terapia laser: ablação laser (vaporização) e biomodulação laser, e ambos estão bem documentados no tratamento da terapia laser de baixa intensidade (LLLT).

O resultado primário associado à utilização do laser de díodo no tratamento da OPL foi o alívio dos sintomas (dor). Todos os estudos incluídos sobre a utilização do laser de díodo, com exceção do estudo de Cafaro et al., utilizaram a Escala Visual Analógica (EVA), uma escala não verbal fiável para avaliar os níveis de dor. Todos estes estudos concluíram que a LLLT foi eficaz na redução da dor associada ao líquen plano oral. No entanto, a principal desvantagem da cirurgia a laser como modalidade de tratamento é a destruição dos tecidos, o que resulta numa análise histopatológica limitada. Apesar da eficácia do laser como uma nova abordagem que pode ser aplicada com sucesso no tratamento de pacientes cortico-resistentes e propensos à dor, o custo do equipamento laser e a necessidade de pessoal qualificado em laser com conhecimentos especializados e experiência limitam o acesso dos médicos dentistas a estas vantagens do laser.

A segunda limitação é o período de seguimento, uma vez que vários estudos tiveram um período de seguimento curto ou não indicaram claramente a duração do seguimento. A fim de determinar a forma mais eficaz de utilizar a terapia laser para a eliminação da LPB (comprimento de onda, energia, duração e frequência de tratamento ideais), são necessários mais estudos clínicos bem concebidos com parâmetros laser precisos, um grande número de doentes e um acompanhamento prolongado a longo prazo (10).

10.2.9. Líquen plano oral e plasma rico em fibrina (FRP) Embora

As injecções de FRP não são uma opção de tratamento padrão, mas demonstraram ser igualmente eficazes na redução dos sintomas e do tamanho das lesões da LPB. Os resultados obtidos com FRP são semelhantes aos obtidos com TA: acetonido de triamcinolona. É necessário recolher mais dados sobre a durabilidade das condições num seguimento mais longo e com mais amostras. Em conclusão, dado o desenho do estudo de boca separada e a falta de dados sobre os possíveis efeitos sistémicos das injecções de AT, é necessário esclarecer a verdadeira eficácia do tratamento da OLP com i-PRF e a dose a utilizar. Os resultados descritos são promissores, mas é necessária investigação futura para determinar se os APCs podem ser uma alternativa aos corticosteróides na terapia tópica para OLP, graças aos menores custos biológicos e económicos incorridos pelos doentes e ao menor impacto no sistema de saúde (9).

10.2.10. Líquen plano oral e plasma rico em plaquetas (PRP)

O plasma rico em plaquetas (PRP) é uma concentração de plaquetas humanas três a cinco vezes superior à concentração fisiológica de trombócitos no sangue total. Este produto caracteriza-se por uma grande quantidade de factores de crescimento, que são libertados após a ativação das plaquetas e que são capazes de estimular a produção de colagénio da matriz extracelular. Na medicina dentária e na cirurgia maxilofacial, a utilização do PRP foi descrita, por exemplo, no tratamento de doenças ósseas, como a osteonecrose dos maxilares associada a medicamentos, nomeadamente como complemento do protocolo cirúrgico, sob a forma de gel para aplicação tópica. Um estudo clínico recente realizado em Itália, em 2018, demonstrou que o PRP demonstrou uma eficácia quase equivalente à dos corticosteróides no tratamento da LPB erosiva potencialmente maligna. Graças aos seus efeitos anti-inflamatórios, às suas propriedades de estimulação da cicatrização de feridas e à sua segurança biológica, o PRP pode ser utilizado como uma nova terapia alternativa no tratamento do líquen plano oral. É evidente que são necessários estudos prospectivos mais pormenorizados num grupo maior de doentes e com um período de acompanhamento mais longo (38).

CONCLUSÃO

O líquen plano oral continua a ser uma patologia crónica benigna, comum na prática rotineira dos especialistas em medicina e cirurgia oral e dos médicos dentistas de clínica geral. O seu diagnóstico clínico é por vezes muito óbvio, mas a sua confirmação requer a conjugação de dados clínicos e histopatológicos. Estes critérios de diagnóstico devem ser bem conhecidos por qualquer médico dentista para poder encaminhar ou tratar estes doentes e não os confundir com as outras patologias da mucosa oral, que são múltiplas, quer na fase sintomática quer na fase assintomática. Qualquer patologia associada detectada deve ser bem explorada e tratada. Posteriormente, é necessário gerir os sintomas na fase de atividade através das diferentes terapias propostas. A fase de quiescência requer um controlo simples para evitar a reativação dos sintomas. Embora seja uma condição crónica e benigna, o líquen plano oral requer uma monitorização cuidadosa e contínua por receio do risco de transformação maligna, daí o papel do dentista na motivação e monitorização dos pacientes.

REFERÊNCIAS

1. Al-Hashimi I, Schifter M, Lockhart PB et al.

Líquen plano oral e lesões liquenóides orais: Considerações diagnósticas e terapêuticas. Oral Surg Oral Med Oral Pathol Oral Radiol Endod 2007;103:1-12.

2. Aljabre SH.

Síndrome de Grinspan.J Am Acad Dermatol 1994;30(4):671.

3. Alrashdan MS, Cirillo N, McCullough M.

Líquen plano oral: Uma revisão e atualização da literatura. Arch Dermatol Res 2016;308(8):539-51.

4. Andreasen JO.

Líquen plano oral: I. Uma avaliação clínica de 115 casos. Oral Surg Oral Med Oral Pathol 1968;25(1):31-42.

5. Carbone M, Conrotto D, Carrozzo M, Broccoletti R, Gandolfo S, Scully C.

Corticosteróides tópicos em associação com miconazol e clorhexidina no tratamento a longo prazo do líquen plano oral atrófico-erosivo: Um estudo comparativo e controlado por placebo entre o clobetasol e a fluocinonida. Oral Dis 1999;5(1):44-9.

6. Carbone M, Goss E, Carrozzo M et al.

Tratamento sistémico e tópico com corticosteróides do líquen plano oral: um estudo comparativo com seguimento a longo prazo: Corticosteroid treatment of oral lichen planus.J Oral Pathol Med 2003;32(6):323-9.

7. Cardozo Pereira AL, Castro Jacques M, Cabral MG, Cardoso AS, Ramos-e-Silva M.
Líquen plano oral parte II: Terapia e transformação maligna. Skinmed 2004;3(1):19-22.

8. Cendras J, Bonnetblanc JM.

Líquen plano oral erosivo Ann Dermatol Venereol 2009;136(5):458-70.

9. Cheng YS, Gould A, Kurago Z, Fantasia J, Muller S. Diagnóstico do líquen plano oral: Um documento de posição da academia americana de patologia oral e maxilofacial.Oral Surg Oral Med Oral Pathol Oral Radiol 2016;122(3):332-54.

10. Dammak N, Slim A, Hmaissi C et al.

Eficácia do laser no tratamento do líquen plano oral: Uma revisão sistemática. Atual Tunis Odontol 2020;10(1):76-85.

11. Dey VK.

Síndrome de Netherton: Uma genodermatose rara.Indian Dermatol Online J 2011;2(1):38-9.

12. Eisen D, Carrozzo M, Bagan Sebastian JV, Thongprasom K. Líquen plano oral número V: Caraterísticas clínicas e tratamento. Oral Dis 2005;11(6):338-49.

13. Eisen D.

O sulfato de hidroxicloroquina (Plaquenil) melhora o líquen plano oral: Um ensaio aberto.J Am Acad Dermatol 1993;28(4):609-12.

14. Eisen D.

As manifestações clínicas e o tratamento do líquen plano oral.Dermatol Clin 2003;21(1):79-89.

15. García-Pola MJ, González-Álvarez L, Garcia-Martin JM.

Tratamento do líquen plano oral. Revisão sistemática e guia terapêutico.

Med Clin 2017;149(8):351-62.

16. Gaultier F.

Carcinoma de células escamosas e úlceras bucais. Réal Clin 2016;2:83-90.

17. Giustina TA, Stewart JC, Ellis CN et al.

A aplicação tópica de gel de isotretinoína melhora o líquen plano oral. Um estudo em dupla ocultação. Arch Dermatol 1986;122(5):534-6.

18. Gururaj N, Hasinidevi P, Janani V, Divynadaniel T. Diagnóstico e tratamento do líquen plano oral - Revisão. J Oral Maxillofac Pathol 2021;25(3):383.

19. Hamour AF, Klieb H, Eskander A.

Líquen plano oral.

CMAJ 2020;192(31):E892.

20. Hampf BG, Malmström MJ, Aalberg VA, Hannula JA, Vikkula J.

Distúrbios psiquiátricos em pacientes com líquen plano oral. Oral Surg Oral Med Oral Pathol 1987;63(4):429-32.

21. Hersle K, Mobacken H, Sloberg K, Thilander H.

Líquen plano oral grave: tratamento com um retinoide aromático (etretinato). Br J Dermatol 1982;106(1):77-80.

22. Holmstrup P, Schiøtz AW, Westergaard J.

Efeito do controlo da placa bacteriana no líquen plano gengival.Oral Surg Oral Med Oral Pathol 1990;69(5):585-90.

23. Ismail SB, Kumar SKS, Zain RB.

Líquen plano oral e reacções liquenóides: Etiopatogénese, diagnóstico, tratamento e transformação maligna.
J Oral Sci 2007;49(2):89-106.

24. Jaafari-Ashkavandi Z, Mardani M, Pardis S, Amanpour S.

Doenças mucocutâneas orais: Análise clinicopatológica e transformação maligna.
J Craniofac Surg 2011;22(3):949-51.

25. Jindal R, De D, Kanwar AJ.

Líquen plano oral bolhoso: Uma variante invulgar.

Indian Dermatol Online J 2011;2(1):39-40.

26. Kauzman A, Cox M, Tran JB, Lalonde B.

Líquen plano oral - atualização e revisão da literatura.

J Ordre Dent Québec 2006;43:153-61.

27. Kellett JK, Ead RD.

Tratamento do líquen plano com um curso curto de prednisolona oral.

Br J Dermatol 2006;123(4):550-1.

28. Koray M, Dülger O, Horasanli S et al.

A avaliação da ansiedade e dos níveis de cortisol salivar em pacientes com líquen plano oral. Oral Dis 2003;9(6):298-301.

29. Kuffer R, Lombardi T, Husson-Bui C et al.

Líquen plano oral. In: Kuffer R, Lombardi T, Husson-Bui C et al, eds. La muqueuse buccale de la clinique au traitement.
Paris: Med'com, 2009:77-89.

30. Kuffer R.

A mucosa oral: da clínica ao tratamento.

Paris: Éditions Med'com, 2009.

31. Kurago ZB.

Etiologia e patogénese do líquen plano oral: Uma visão geral.

Oral Surg Oral Med Oral Pathol Oral Radiol 2016;122(1):72-80.

32. Larsson Å, Warfvinge G.

As reacções de contacto liquenóides orais podem ocasionalmente transformar-se em malignidade.

Eur J Cancer Prev 2005;14(6):525-9.

33. Lodi G, Scully C, Carrozzo M, Griffiths M, Sugerman PB, Thongprasom K.

Controvérsias actuais no líquen plano oral: Relatório de uma reunião de consenso internacional. Parte 1. Infecções virais e etiopatogénese.

Oral Surg Oral Med Oral Pathol Oral Radiol Endod 2005;100(1):40-51.

34. Lozada F.

Prednisona e azatioprina no tratamento de pacientes com doenças orais vesiculoerosivas.

Oral Surg Oral Med Oral Pathol 1981;52(3):257-60.

35. Lozada-Nur F, Miranda C.

Líquen plano oral: Epidemiologia, caraterísticas clínicas e doenças associadas.

Semin Cutan Med Surg 1997;16(4):273-7.

36. Lysitsa S, Abi Najm S, Lombardi T, Samson J.

Líquen plano oral: História natural de uma transformação maligna.

Med buccale Chir buccale 2007;13(1):19-29.

37. Mauskar M.

Líquen Plano Erosivo.

Obstet Gynecol Clin North Am 2017;44(3):407-20.

38. Merigo E, Oppici A, Parlatore A et al.

Lavagens com plasma rico em plaquetas (PRP) para o tratamento do líquen plano oral que não responde: Um relato de caso.
Biomedicinas 2018;6(1):1-4.

39. Olivier V, Lacour JP, Mousnier A, Garraffo R, Monteil RA, Ortonne JP.

Tratamento do líquen plano oral erosivo crónico com baixas concentrações de tacrolimus tópico: Um estudo prospetivo aberto.
Arch Dermatol 2002;138(10):1335-8.

40. Orme CM, Kim RH, Brinster N, Elbuluk N, Franks AG.

Líquen plano pigmentoso.

Dermatol Online J 2016;22(12):17-9.

41. Papara C, Danescu S, Sitaru C, Baican A.

Desafios e armadilhas entre o líquen plano penfigoide e o líquen plano bolhoso.
Australas J Dermatol 2022;63(2):165-71.

42. Parashar P.

Líquen plano oral.

Otolaryngol Clin North Am 2011;44(1):89-107.

43. Payeras MR, Cherubini K, Figueiredo MA, Salum FG.

Líquen plano oral: Foco na etiopatogénese.

Arch Oral Biol 2013;58(9):1057-69.

44. Ramachandran V, Kolli SS, Strowd LC. Revisão da doença do enxerto contra o hospedeiro. Dermatol Clin 2019;37(4):569-82.

45. Ramón-Fluixá C, Bagán-Sebastián J, Milián-Masanet M, Scully C. Estado periodontal em pacientes com líquen plano oral: Um estudo de 90 casos. Oral Dis 1999;5(4):303-6.

46. Roopashree MR, Gondhalekar RV, Shashikanth MC, George J, Thippeswamy SH, Shukla A.
Patogénese do líquen plano oral - uma revisão.
J Oral Pathol Med 2010;39(10):729-34.

47. Schlosser BJ.
Líquen plano e reacções liquenóides da mucosa oral.
Dermatol Ther 2010;23(3):251-67.

48. Scully C, Carrozzo M.
Doenças da mucosa oral: Líquen plano.
Br J Oral Maxillofac Surg 2008;46(1):15-21.

49. Scully C, Eisen D, Carrozzo M.
Tratamento do líquen plano oral.
Am J Clin Dermatol 2000;1(5):287-306.

50. Seintou A, Gaydarov N, Lombardi T, Samson J.
História natural e transformação maligna do líquen plano oral. Parte 1: Ratos em foco.Med Buccale Chir Buccale 2012;18(2):89-107.

51. Shai A, Halevy S.
Líquen plano e erupções semelhantes a líquen plano: Patogénese e doenças

associadas.Int J Dermatol 1992;31(6):379-84.

52. Shklar G, McCarthy PL.

As lesões orais do líquen plano: Observações sobre 100 casos.

Oral Surg Oral Med Oral Pathol 1961;14(2):164-81.

53. Silverman S Jr, Gorsky M, Lozada-Nur F.

Um estudo prospetivo de acompanhamento de 570 pacientes com líquen plano oral: Persistência, remissão e associação maligna.
Oral Surg Oral Med Oral Pathol 1985;60(1):30-4.

54. Soto Araya M, Rojas Alcayaga G, Esguep A.

Associação entre alterações psicológicas e a presença de Liquen plano oral, Síndrome boca urente e Estomatite aftosa recividante.
Med Oral Patol Oral Cir Bucal 2004;9(1):1-7.

55. Swift JC, Rees TD, Plemons JM, Hallmon WW, Wright JC.

A eficácia do creme de pimecrolimus a 1% no tratamento do líquen plano erosivo oral.
J Periodontol 2005;76(4):627-35.

56. Thornhill MH, Sankar V, Xu XJ et al.

O papel das caraterísticas histopatológicas na distinção entre reacções liquenóides orais associadas a amálgamas e líquen plano oral.
J Oral Pathol Med 2006;35(4):233-40.

57. Vaillant L, Goga D. Dermatologie buccale. Paris: Doin Editions, 1998.

58. Van der Meij EH, Mast H, Van der Waal I.

O possível carácter pré-maligno do líquen plano oral e das lesões liquenóides orais: Um estudo prospetivo de cinco anos de seguimento de 192 pacientes. Oral Oncol 2007;43(8):742-8.

59. Wolff D, Anders V, Corio R et al.

PUVA oral e esteróides tópicos para o tratamento de manifestações orais da doença crónica do enxerto versus hospedeiro. Photodermatol Photoimmunol Photomed 2004;20(4):184-90.

Referências na Internet

60. Benyahya I, Bouzoubaa S.

Oral lichen planus: an update [Online].[Acedido em 12/01/2023], disponível a partir do URL: https://pesquisa.bvsalud.org/portal/resource/pt/afr-197697

61. Dermatologia oral.

Pigmented lesions [Online].[Acedido em 12/01/2023], disponível a partir do URL: https://www.dermato-buccale.com/lesions-pigmentees/lichen-nigricans.htm

62. Revista Santé.

Líquen plano: tudo o que precisa de saber sobre esta doença inflamatória crónica da pele [Online].[Acedido em 12/01/2023], disponível a partir do URL: https://www.santemagazine.fr/sante/fiche-maladie/lichen-plan-177633

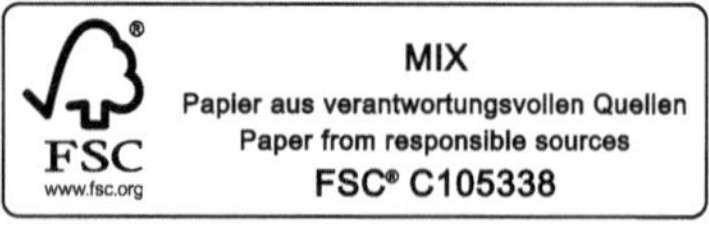

Printed by Books on Demand GmbH, Norderstedt / Germany